BEI GRIN MACHT SICH IHR WISSEN BEZAHLT

Bibliografische Information der Deutschen Nationalbibliothek:

Die Deutsche Bibliothek verzeichnet diese Publikation in der Deutschen National-
bibliografie; detaillierte bibliografische Daten sind im Internet über http://dnb.d-
nb.de/ abrufbar.

Impressum:

Copyright © 2018 GRIN Verlag
Druck und Bindung: Books on Demand GmbH, Norderstedt Germany
ISBN: 9783668909878

Dieses Buch bei GRIN:

https://www.grin.com/document/458821

Mariette Altrogge

Ätiopathogenese der Parodontitis und deren Einwirkung auf das Timing in der systematischen Parodontitistherapie

GRIN Verlag

GRIN - Your knowledge has value

Der GRIN Verlag publiziert seit 1998 wissenschaftliche Arbeiten von Studenten, Hochschullehrern und anderen Akademikern als eBook und gedrucktes Buch. Die Verlagswebsite www.grin.com ist die ideale Plattform zur Veröffentlichung von Hausarbeiten, Abschlussarbeiten, wissenschaftlichen Aufsätzen, Dissertationen und Fachbüchern.

Besuchen Sie uns im Internet:

http://www.grin.com/

http://www.facebook.com/grincom

http://www.twitter.com/grin_com

Ätiopathogenese der Parodontitis und deren Einwirkung auf das Timing in der systematischen Parodontitistherapie

Hausarbeit zu Modul 21

an der praxisHochschule Köln

vorgelegt von: Mariette Altrogge

2018

INHALTSVERZEICHNIS

1. EINLEITUNG

Parodontalerkrankungen werden schon seit über 5.000 Jahren erkannt und behandelt. Daher weiß man, dass die Grundvoraussetzung für den langfristigen Erhalt der Mundgesundheit, neben einer sorgfältigen Mundhygiene, auch regelmäßige Zahnarztbesuche beinhaltet. (Highfield, 2009:12) Schon 1964 konnte Harald Löe experimentell beweisen, dass eine Ansammlung von bakterieller Plaque den Auslöser einer Gingivitis darstellt. Seitdem ist bekannt, dass Zahnbelag einen Entzündungsprozess im gingivalen Gewebe in Gang setzt, der jedoch durch die Beseitigung der Plaque wieder gestoppt werden kann. (Löe, Theilade & Jansen, 1965) Man ging zunächst im Rahmen der „Unspezifischen Plaquehypothese" davon aus, dass die gesamte Plaquemenge für die Entstehung einer Parodontitis verantwortlich sei und ihre qualitative Zusammensetzung eher eine untergeordnete Rolle spiele. Das trifft allerding im Falle einer aggressiven Parodontitis nicht zu. Heute verfolgt man den Ansatz der „Opportunistischen Plaquehypothese" und weiß, dass nicht nur ganz bestimmte Mikroorganismen einen großen Einfluss auf die Entstehung und den Verlauf der Erkrankung haben, sondern auch viele weitere Faktoren, die das Milieu der Zahnfleischtasche mitbestimmten. (Mengel & Flores-de-Jacoby, 2000:98-99) Doch obwohl die Ursachen und die Präventionsmöglichkeiten der Krankheit größtenteils bekannt sind und es mittlerweile viele erfolgreiche Therapiekonzepte gibt, sind immer noch über 50 % der 35 bis 44-jährigen Erwachsenen von einer behandlungsbedürftigen Parodontitis betroffen. (Roulet, Fath & Zimmer, 2012:74) Derzeit ist davon auszugehen, dass der Behandlungsbedarf durch den demografischen Wandel noch weiter ansteigen wird. (Bundeszahnärztekammer, 2016:6)

In einer Studie konnte nachgewiesen werden, dass vor allem generalisierte Formen einer Parodontitis durch funktionelle Einschränkungen eine hohe psychische und physische Belastung für die Betroffenen darstellen. Daher ist die rechtzeitige Erkennung oraler pathologischer Veränderungen nicht nur im Hinblick auf die Vermeidung parodontaler Destruktion unerlässlich, sondern auch für den Erhalt der Lebensqualität. (Llanos et al., 2018)

Die Diagnose und erfolgreiche Therapie erfordern jedoch ein umfangreiches Wissen über die Symptomatik, Ursachen und Risikofaktoren, sowie über den Verlauf und die mikrobiologischen Prozesse im betroffenen Gewebe. Auf Grundlage des aktuellen Kenntnisstands hat sich das Behandlungskonzept der Systematischen Parodontitistherapie etabliert und als besonders erfolgsversprechend erwiesen. (Hahner & Gaßmann, 2017)

Das Ziel dieser Arbeit ist die Vermittlung von notwenigem Grundlagenwissen, sowie des momentanen Therapieansatzes. Es soll herausgearbeitet werden, welchen Einfluss der aktuelle Wissensstand über die Ätiologie und die Pathogenese auf das Timing der systematischen Parodontitistherapie hat.

2. KLASSIFIZIERUNG DER PARODONTITIS

Eine Parodontitis definiert sich durch eine Anzahl von Erkrankungen des Zahnhalteapparates die zu einem meist irreversiblen Verlust von kollagenem Stützgewebe und Alveolarknochen führen. (Hellwig, Klimek & Attin, 2009:473)

Die Deutsche Gesellschaft für Parodontologie (DGParo) hat zur Klassifikation von Parodontopathien das System der *American Academy of Periodontology* (AAP) von 1999 übernommen und aktualisiert. (DGParo, 2002:25) Das Schema unterscheidet zwischen plaqueinduzierten und nicht plaqueinduzierten Gingivopathien, der aggressiven sowie chronischen Parodontitis, einer Parodontitis als Manifestation systemischer Erkrankungen, den nekrotisierenden parodontalen Erkrankungen, parodontalen Abszessen, einer kombinierten Paro-Endo-Läsion und den lokalisierten zahnbezogenen Faktoren, die eine Erkrankung nicht auslösen, aber fördern können. (Highfield, 2009:19-21) Nachfolgend werden die beiden häufigsten Fälle, die chronische sowie aggressive Form der Parodontitis, genauer erläutert.

2.1 CHRONISCHE PARODONTITIS

Bei der chronischen Parodontitis handelt es sich um eine plaqueinduzierte Entzündung des Zahnhalteapparates, die den progressiven Verlust von Stützgewebe und damit auch von *Attachement* zur Folge hat. (Feres & Figueiredo, 1999: 234-249) Sie ist die am häufigsten vorkommende Form der Parodontitis. Meistens tritt sie erst im Erwachsenenalter auf. Bei Kindern und Jugendlichen wird sie eher seltener beobachtet. Mit dem Alter steigen auch die Wahrscheinlichkeit und die Schwere der Erkrankung an. Obwohl sie oft mit zahnbezogenen oder iatrogenen Faktoren und systemischen Krankheiten assoziiert wird, liegt der primäre Ursachenfaktor bei der bakteriellen Plaque. Die chronische Parodontitis entwickelt sich in der Regel aus einer lang andauernden Gingivitis und kann auch in eine aggressive Parodontitis übergehen, wenn das Immunsystem beeinträchtigt wird. (Highfield, 2009:16-17) Im Falle der chronischen Parodontitis spielt die bakterielle Zusammensetzung der Mikroflora kaum eine Rolle. Die Mischflora der inaktiven Zahnfleischtaschen zeichnet sich im Verhältnis zu der eines gesunden Parodontiums durch ein größeres Vorkommen an gramnegativen Anaerobiern aus. In aktiven Taschen ähnelt die mikrobielle Zusammensetzung der einer aggressiven Parodontitis. (Hellwig et al., 2009:530-531)

Die Symptome der Zahnhalteapparat-Entzündung reichen von Rezessionen und tiefen Zahnfleischtaschen, bis hin zu hoher Zahnbeweglichkeit. Die Betroffenen weisen zumeist eine mangelhafte Mundhygiene und daher auch größere Mengen an Plaque und Zahnstein auf. (Hellwig et al., 2009:529) Unterschieden wird zwischen der lokalisierten Form, bei der weniger als 30 % aller Zahnflächen betroffen sind und der generalisierten Form, bei der mehr als 30 % einen signifikanten Attachementverlust aufweisen. Der Schweregrad der Erkrankung kann über den klinischen Attachmentverlust (CAL) definiert werden. Bei einem CAL von 1 bis 2 Millimetern, wird von einem leichten Schweregrad gesprochen, mit 3 bis 4 Millimetern ist dieser als mäßig einzustufen und bei mehr als 5 Millimetern liegt ein schwerer CAL vor. Die Krankheit entwickelt sich eher langsam bis mäßig schnell und verläuft meistens in Schüben. (Highfield, 2009:16-17)

2.2 AGGRESSIVE PARODONTITIS

Die eher seltene aggressive Parodontitis unterscheidet sich von der chronischen Form durch ihre schnelle Progressionsrate. Sie geht mit schwerer parodontaler Destruktion und rasch fortschreitendem Attachementverlust einher, wobei die Plaqueakkumulation hier nicht der ausschlaggebende Faktor ist. (DGParo, 2002:41) Anstelle von Belägen und Zahnstein finden sich im Sulkus vor allem hohe Anteile von *Aggregatibacter actinomycetemcomitans* (Aa), *Porphyromonas gingivalis* (Pg) und anderen parodontpathogenen Bakterien. In aktiven Phasen dringen die Mikroorganismen in das angrenzende Gewebe ein und lösen dort die überschießende Immunreaktion aus. (Highfield, 2009:18-19) Durch die familiäre Aggregation kann auch von einer genetischen Anfälligkeit für die Erkrankung ausgegangen werden. Abgesehen von der parodontalen Erkrankung sind die Betroffenen meistens klinisch gesund. (DGParo, 2002:41) Auch das Zahnfleisch weist wenige bis gar keine Entzündungszeichen auf.

Ohne entsprechende Therapiemaßnahmen baut sich der parodontale Stützapparat der betroffenen Zähne innerhalb von wenigen Jahren fast vollständig ab und kann letztendlich zum Zahnverlust führen. Die Destruktion verläuft auch hier abwechselnd in aktiven und stagnierenden Zyklen. Aus aktiven Taschen kann eiteriges Taschensekret austreten.

Die aggressive Erkrankungsform kann, wie die chronische Form, sowohl lokalisiert als auch generalisiert vorliegen. Dabei ist die lokalisierte Form meist bei Jugendlichen ab der Pubertät anzutreffen. Die generalisierte Parodontitis wird eher bei Erwachsenen vor dem 35. Lebensjahr beobachtet. (Hellwig et al., 2009:530)

3. ÄTIOLOGIE

Wie in der untenstehenden Abbildung zu sehen, werden die beeinflussenden Faktoren in einen primären und einen sekundären Ursachenkomplex eingeteilt. Zu den primären Ursachen zählen die verkalkte und unverkalkte Plaque, sowie die darin enthaltenen Mikroorganismen. (Hellwig et al., 2009:469) Sie schaden dem Parodontium direkt durch ihre dauerhafte Anwesenheit. Der sekundäre Komplex umfasst alle lokalen und systemischen Kofaktoren, die dem Gewebe nur indirekt schaden, indem sie die Plaqueakkumulation in irgendeiner Weise fördern, das Immunsystem hemmen oder zu einer Traumatisierung des parodontalen Gewebes beitragen. (Mengel & Flores-de-Jacoby, 2000:95)

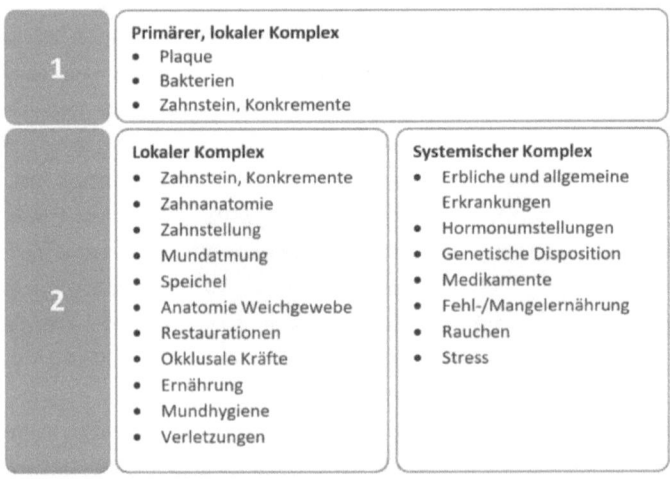

Abb. 1: Primärer und sekundärer Ursachenkomplex für parodontale Erkrankungen (eigene Darstellung)

3.1 PRIMÄRE LOKALE FAKTOREN

Plaque: Plaque ist ein fest haftender, weicher aber zäher und strukturierter Zahnbelag, welcher mit Wasser nicht abgespült werden kann. Er besteht zu etwa 90 % aus Bakterien und zum anderen Teil aus ihren Stoffwechselprodukten, Nahrungsresten, sowie Zell- und Speichelbestandteilen. (Mengel & Flores-de-Jacoby, 2000:96) In einem Gramm adhärenten Biofilm befinden sich ca. 10^{10}-10^{11} Bakterien, die über *Quorum sensing* miteinander kommunizieren können (Hellwig et al., 2009:470-471). Er besiedelt zumeist sogenannte „Kariesprädilektionsstellen", wozu beispielsweise Fissuren, Zahngrübchen, Approximalflächen und der Sulkusbereich zählen.

Weitere relevante Plaqueretentionsstellen werden im Kapitel „Sekundäre lokale Faktoren" beschrieben. (Lehmann, Hellwig & Wenz, 2012:106)

Zahnstein und Konkremente: Die Plaque kann sowohl auf der Zahnoberfläche, als auch auf anderen festen Oberflächen von Zahnersatz oder Zahnspangen, bereits 6 Stunden nach der Biofilmbildung zu Zahnstein verkalken. (Mengel & Flores-de-Jacoby, 2000:95,107) Über die Mineralisation versucht der menschliche Organismus die parodontopathogenen Mikroorgansimen unschädlich zu machen. (Hellwig et al., 2009:490) Die harten Beläge sind supra- oder subgingival lokalisiert. Besiedelt er Flächen oberhalb des Zahnfleisches, weißt er eine gelblich-weiße Färbung auf, kann sich jedoch optisch durch farbgebende Lebensmittel verändern. Liegt die verkalkte Plaque auf den Zahnwurzeln, so spricht man von Konkrementen. Durch eingeschlossene Anteile des Blutfarbstoffes Hämoglobin, sind die Konkremente dunkel gefärbt. (Mengel & Flores-de-Jacoby, 2000:107-108) Sie sind außerdem deutlich härter als der supragingivale Zahnstein (Hellwig et al., 2009:474).

Bakterien: Die mikrobielle Mundflora umfasst etwa 1000 verschiedene Spezies. Die Bakterien werden anhand ihrer morphologischen Unterschiede in Kokken, Stäbchen, Filamente, sowie Spirochäten unterteilt, die entweder beweglich oder unbeweglich sind. Manche von ihnen benötigen keinen, andere können ausschließlich in Gegenwart von Sauerstoff wachsen und die wenigstens Arten können sich den äußeren Bindungen anpassen (Schwenzer & Ehrenfeld, 2009). Nach der Struktur ihrer Zellwände unterscheidet man außerdem zwischen grampositiven und gramnegativen Bakterien. (Hellwig et al., 2009:470,474) Im Gegensatz zu den grampositiven Mikroorganismen haben die gramnegativen eine hoch komplexe äußere Zellmembran, die das Endotoxin Lipopolysaccharid (LPS) enthält. LPS wirkt toxisch und antigen auf den Wirtsorganismus.

Normalerweise besteht in der Mundhöhle ein gesundes ökologisches Gleichgewicht zwischen den Bakterien und ihrem Wirt. Fakultativ pathogene Keime können nur unter krankhaften Bedingungen die Oberhand nehmen. Im gesunden Sulkus dominieren mit etwa 85 % aerobe, grampositive Kokken. Mit zunehmender Sondierungstiefe steigt die Anzahl der gramnegativen Anaerobier. (Wolf, Rateitschak & Rateitschak, 2004:23-31) Im Falle einer Gingivitis finden sich im Sulkus dreimal mehr gramnegative Mikroorganismen als in entzündungsfreien Zahnfleischtaschen. (Mengel & Flores-de-Jacoby, 2000:99) Für eine Parodontitis haben die parodontpathogenen Bakterien Pg, Aa und *Tannerella forsythia* (Tf) eine besondere Relevanz. Sie verfügen über eine Reihe von Virulenzfaktoren, die die Immunreaktion hemmen und die Gewebedestruktion fördern. (Hellwig et al., 2009:475-476)

3.2 SEKUNDÄRE LOKALE FAKTOREN

Obwohl Zahnstein und Konkremente selbst wenig pathogen sind, stellen sie für die parodontale Gesundheit vor allem ein sekundäres Risiko in Form einer Plaqueretentionsstelle dar. Ein weiterer lokaler Risikofaktor sind eine unvorteilhafte Zahnanatomie oder Zahnstellung, da sie die Selbstreinigung durch die Zunge und die häusliche Mundhygiene behindern. (Mengel & Flores-de-Jacoby, 2000:109) Auch in kariösen Läsionen sammelt sich schnell eine große Menge Plaque, die nur schwer entfernt werden kann. (Hellwig et al., 2009:490)

Da Mundatmung zu einer andauernden Austrocknung der oralen Schleimhaut führt und sich so die antibakterielle Wirkung von Sulkusfluid und Speichel nicht entfalten kann, muss sie als weiterer Risikofaktor berücksichtigt werden. (Mengel & Flores-de-Jacoby, 2000:109) Relevant ist auch die Qualität des Speichels. Seine Zusammensetzung, Konsistenz und Menge kann die orale Gesundheit maßgeblich beeinflussen. (Laurisch, 2010:43)

Durch eine ungünstige Anatomie der Frenula und Muskelbänder können Plaque-Nischen zwischen der Gingiva und den Zähnen entstehen. Des Weiteren hat sich eine ausreichende Breite an keratinisierter Gingiva als vorteilhaft erwiesen, da sie einen besseren Schutz vor mechanischen Kräften bietet. (Hellwig et al., 2009:490-491)

Undichte oder unebene Restaurationen wie überhängende Kronen-, bzw. Füllungsränder, verblockte Approximalräume und überkonturierte Restaurationen können eine hohe Plaqueakkumulation induzieren. Auch zahnfleischnahe Prothesenklammern und festsitzende kieferorthopädische Apparaturen (Laurisch, 2010:135) ergeben eine Sammelstelle für Nahrungsmittelreste und Beläge.

Ernährungsgewohnheiten und die häusliche Mundhygiene haben ebenfalls einen großen Einfluss auf die Plaqueentstehung und die parodontale Gesundheit. Werden häufig kariogene Zwischenmahlzeiten eingenommen, können sich schneller Beläge bilden. (Hellwig et al., 2009:491) Die Wahl der Lebensmittel kann auch die Zusammensetzung der Plaque beeinflussen. (Wolf et al., 2004:54) Bei schlechter Mundhygiene aufgrund fehlender Erziehung oder Motivation, sowie einer mangelhaften Geschicklichkeit, kann der Erfolg einer Parodontitistherapie als wenig erfolgversprechend eingestuft werden. (Lehmann et al., 2012:152)

Unphysiologische Kraftausübungen, durch z.B. Vorkontakte, auf einen oder mehrere Zähne können ein okklusales Trauma mit einer krankhaften Umgestaltung des Zahnhalteapparats zur Folge haben. (Hellwig et al., 2009:491) Mechanische Traumata werden meistens durch fehlerhafte konservierende oder prothetische Maßnahmen wie z.B. subgingival liegende Füllungs- oder Kronenränder, unpolierte Füllungen oder störende Prothesenklammern verursacht. (Mengel & Flores-de-Jacoby, 2000:109-110) Auch durch den schadhaften Gebrauch von Zahnbürsten und anderen Reinigungshilfsmitteln, sowie durch chemische oder thermische Reize, können Verletzungen im Mundraum entstehen. (Wolf et al.,2004:54)

3.3 SEKUNDÄRE SYSTEMISCHE FAKTOREN

Alle Erkrankungen, die sich auf das Immunsystem oder die Durchblutung der Kapillaren auswirken, können einen Einfluss auf die Entstehung und den Verlauf einer Parodontitis haben. (Roulet et al., 2012:85) Zu den wichtigsten angeborenen Immundefekten zählen das *Lazy leucocyte syndrome*, eine hämatologische Erkrankung mit eingeschränkter Chemotaxis der Leukozyten, und das vererbbare Papillon-Lefèvre Syndrom, bei dem die Chemotaxis und Phagozytose von polymorphkernigen neutrophilen Granulozyten (PMN) gestört ist. Auch das bekannte Down-Syndrom kann die Ursache von schweren parodontalen Destruktionen sein. Die relevanteste Stoffwechselerkrankung ist die Diabetes mellitus. Bei dieser Glukosestoffwechselstörung führt die lang andauernde Hyperglykämie zu einer gestörten Wundheilung und einer verminderten Blutversorgung des Zahnhalteapparates. Wenn sich die Immunreaktion gegen körpereigene Strukturen richtet, spricht man, wie im Falle der Morbus Crohn, von einer Autoimmunerkrankung. Durch eine fehlerhafte Antikörper-Antigen-Reaktion kommt es zu einer Destruktion von parodontalem Gewebe. (Mengel & Flores-de-Jacoby, 2000:122-124) Bei Immunschwächen, wie der HIV-Infektion, zeigen sich ähnliche Symptome wie bei einer nicht behandlungsfähigen nekrotisierenden, ulzerierenden Parodontitis. Zusätzlich treten oft Pilz- und Gürtelrosen-Infektionen, Neoplasmen, sowie Haarleukoplakien an der Zunge auf. (Hellwig et al., 2009:534)

Hormonelle Umstellungsphasen, wie es in den Wechseljahren (Genco & Borgnakke, 2013:59-94), der Pubertät oder eine Schwangerschaft der Fall ist, können sich ebenfalls negativ auf die Immunreaktion des Körpers auswirken und damit eine Gingivitis oder Parodontitis begünstigen. (Gängler, Hoffmann, Willershausen, Schwenzer & Ehrenfeld, 2010)

Des Weiteren sollte während der Aufnahme der Anamnese stets abgefragt werden, ob es in der näheren Verwandtschaft bereits Fälle einer Parodontitis gegeben hat. Vor allem bei der aggressiven Form geht man aufgrund der familiären Häufung von einer genetischen Disposition aus. (Genco & Borgnakke, 2013:59-94)

Ist eine regelmäßige Medikation des Patienten bekannt, kann die Ursache der Parodontitis auch hier gesucht werden, da bestimmte Wirkstoffe sich auf die Durchblutung oder die Immunreaktion auswirken können. Dazu zählen die meisten Immunsuppressiva und Kalzium-Antagonisten. (Roulet et al., 2012:82-83)

Eine Fehl- oder Mangelernährung tritt zwar eher selten auf, kann aber im Zusammenhang mit der Einnahme bestimmter Medikamente, Bestrahlung, Drogen- oder Alkoholabusus und anderen

Erkrankungen (Mengel & Flores-de-Jacoby, 2000:124) einen erheblichen Einfluss auf das Immunsystem haben. (Leggott, Robertson, Jacob, Zambon, Walsch & Armitage, 1991)
Ähnlich verhält es sich mit Stress. Er kann sich zum einen durch Parafunktionen wie Knirschen oder Pressen äußern und dem Parodontium damit lokal schaden. (Hellwiget al., 2009:63) Zum anderen kann die emotionale Belastung eine Erhöhung der proinflammatorischen Botenstoffe bewirken und so das Entzündungsrisiko anheben. (Wolf et al., 2004:45)
Der wohl bekannteste Risikofaktor ist das Rauchen. (Genco & Borgnakke, 2013: 59-94) Der regelmäßige Konsum des Zellgifts Nikotin kann eine eingeschränkte gingivale Durchblutung zur Folge haben, und damit die Immunabwehr kompromittieren. (Roulet et al., 2012:83) Raucher haben aus diesem Grund nicht nur ein bis zu 85 % höheres Risiko an einer Parodontitis zu erkranken, sondern auch einen deutlich schlimmeren Krankheitsverlauf und geringere Erfolgschancen bei der Therapie als Nichtraucher. (Leite, Nascimento, Scheutz & Lopez, 2018)

4. PATHOGENESE

Für die Diagnostik und die erfolgreiche Behandlung einer Parodontitis spielt auch das Wissen über ihre Pathogenese (s. Abb. 2) eine wichtige Rolle. Im Folgenden wird daher der Verlauf der Erkrankung mit allen relevanten Entzündungsvorgängen, biochemischen Reaktionsprozesse und den interzellulären Wechselbeziehungen beschrieben. (Hellwege, 2003:3) Diese Darlegung wird verdeutlichen, dass eine Parodontitis nicht alleine durch Mikroorganismen ausgelöst werden kann, sondern der Wirt zusätzlich durch bestimmte Risikofaktoren für die Erkrankung besonders empfänglich sein muss. (Wolf et al., 2004:40)

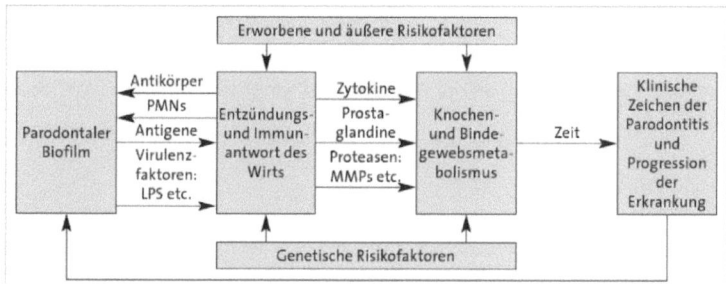

Abb. 2: Pathogenesemodell zur Entstehung und Progression entzündlicher Parodontalerkrankungen (Hellwig et al., 2009:469)

4.1 IMMUNANTWORT

Im Falle einer angemessenen immunologischen Antwort der durch den Biofilm gereizten Gingiva, werden nicht mehr Immunreaktionen und Abwehrzellen aktiviert als für den Schutz des Gewebes benötigt werden. Die körpereigene Abwehr orientiert sich dabei an der gegebenen Sachlage und versucht, eine Balance zwischen den präsenten pathogenen Mikroorganismen und der unspezifischen Immunabwehr durch Phagoyzten zu halten. Die immunregulierenden Botenstoffe dominieren die proinflammatorischen. Solange das komplexe Netzwerk aus Entzündungsmediatoren und Abwehrzellen nicht gestört wird, findet kein Gewebeverlust statt. (Wolf et al., 2004:58-65)

Dieses sensible Gleichgewicht der akuten lokalen Entzündungsreaktion, kann durch viele endogene und exogene Einflüsse verändert werden. Ist der Wirt besonders anfällig oder erreicht die Reifung der Plaque einen kritischen Punkt und übt über einen langen Zeitraum Druck in Form von ständiger Antigen- und Toxineinwirkung auf das Gewebe aus, kann die ausgewogene Immunreaktion kippen. Die parodontpathogenen gramnegativen Bakterien aus dem gereiften Biofilm setzen das stark zytotoxisch wirkende Endotoxin Lipopolysaccharid (LPS) frei, dass schon in winzigen Mengen unmäßige Immunreaktionen auslöst (Hellwege, 2003:21). Über die Aktivierung von Mastzellen und Makrophagen bewirkt das LPS die Sekretion von proinflammatrorischen Botenstoffen, sowie eine Erweiterung der Blutgefäße und damit die Chemotaxis von phagozytierenden PMN in Richtung Sulkus. (Wolf et al., 2004:55-58) Die Vasodilatation und erhöhte Permeabilität der Venolen bedingen auch die Schwellung der Gingiva. (Mengel & Flores-de-Jacoby, 2000:102) Das entzündliche Infiltrat wird durch PMN und andere immunkompetente weiße Blutkörperchen dominiert und breitet sich im sulkusnahen Gewebe aus. Das Saumepithel beginnt sich von der Zahnwurzel abzulösen und bildet eine schwellungsbedingte „Pseudotasche". Trotz der großen Präsenz und Aktivität von Phagozyten und Immunglobulinen, induzieren die bakteriellen Entzündungsmetaboliten auf Dauer einen Gewebeabbau des Parodontiums. Einige proinflammatorischen Botenstoffe der Makrophage lösen eine biochemische Reaktion in Fibroblasten aus. Durch die zytopathische Veränderung der Bindegewebszellen beteiligen sich diese an der Kollagen- und Knochendestruktion. (Wolf et al., 2004:58,65)

4.2 HISTOPATHOGENESE

Die Entwicklung von plaqueinduzierten Parodontopathien aus einer leichten Gingivitis verläuft in 4 histologischen Schritten. (Mengel & Flores-de-Jacoby, 2000:102)

Initiale Läsion: Die initiale Läsion bildet sich innerhalb von 2 bis 4 Tagen nach der Bildung einer neuen Plaque. (Hellwig et al., 2009:479) Die Gefäße reagieren auf den äußeren Reiz mit einer Erweiterung der Blutgefäße und erhöhter Permeabilität (Mengel & Flores-de-Jacoby, 2000:102). Von außen werden bereits erste Entzündungszeichen sichtbar. Resultierend aus der vermehrten Durchblutung ist die marginale Gingiva geschwollen und gerötet, bei Sondierung beginnt sie schnell zu bluten. Die Menge an Sulkusflüssigkeit nimmt zu. Durch die beginnende Zerstörung der gefäßnahen Kollagenfasern entstehen erste „Pseudotaschen". Dieser Zustand ist vollkommen reversibel. Er kann über einen langen Zeitraum bestehen, ohne zwangsläufig in eine Parodontitis übergehen zu müssen. (Lehmann et al., 2012:123)

Frühe Läsion: Innerhalb von 10 bis 14 Tagen wird aus der anfänglichen Läsion eine chronische Gingivitis. (Mengel & Flores-de-Jacoby, 2000:102) Der Biofilm wächst in die Zahnfleischtasche und vermehrt sich auf der Wurzeloberfläche, wo er zu Zahnstein und Konkrementen verkalkt. Im adhärenten Biofilm nimmt auch der Anteil an gramnegativen anaeroben Bakterien zu. Da bereits ein Großteil des gingivalen Kollagens zerstört worden ist, kann sich das Saumepithel seitlich ins Bindegewebe ausbreiten. (Lehmann et al., 2012:123) Das entzündliche Infiltrat im sulkusnahen Bindegewebe enthält mittlerweile 70-90 % Lymphozyten, sowie 7-16 % Makrophagen, die von dort aus in die Zahnfleischfurche wandern. (Hellwig et al., 2009:480) Die zytophatisch veränderten Fibroblasten bedingen den weiteren Verlust von Kollagenfasern.

Etablierte Läsion: Kann die Plaque weiter reifen, findet bei ausbleibender Beseitigung bereits nach wenigen Wochen der Übergang zu einer beginnenden Parodontitis statt. Auch dieses Stadium ist mit den richtigen Behandlungsmaßnahmen noch reversibel. (Mengel & Flores-de-Jacoby, 2000:103) Die akuten entzündlichen Prozesse spiegeln sich auch in deutlich stärkeren Entzündungszeichen wieder. Im Bindegewebe sind kaum noch kollagene Fasern vorhanden. Das Sulkusepithel verdrängt das Saumepithel, wodurch sich die Zahnfleischtaschen weiter nach apikal vertiefen. (Lehmann et al., 2012:123) Es findet noch kein Knochenabbau statt.

Fortgeschrittene Läsion: Während des letzten Entwicklungsschrittes kommt es zu einer fortgeschrittenen Schädigung des parodontalen Stützgewebes. Durch die hohe Dichte an Osteoeklasten wird der Alveolarknochen rasch abgebaut und die restlichen Kollagenfasern werden in Granulationsgewebe umgewandelt. Die Destruktion kann in Phasen der Exazerbation und Stagnation verlaufen. Das Saumepithel wandert durch den Verlust an Knochen weiter nach apikal und bildet jetzt „Echte Taschen", das Hauptmerkmal einer Parodontitis. (Mengel & Flores-de-Jacoby, 2000:104-105) Auch durch eine optimale Mundhygiene kann der ursprüngliche Zustand des Parodontiums nicht mehr hergestellt werden. (Hellwig et al., 2009:481)

5. Timing der systematischen Parodontitistherapie

Die systematische Parodontitistherapie unterteilt sich, wie der untenstehenden Abbildung zu entnehmen ist, in 3 Behandlungsphasen. Erst nach einer erfolgreichen vorbereitenden Hygienephase, findet die korrektive Phase statt. Abgeschlossen wird die Behandlung mit einer lebenslangen Erhaltungsphase im Rahmen der unterstützenden Parodontitistherapie (UTP). In die zeitliche Strukturierung der Behandlung fließt das aktuelle Wissen hinsichtlich der Ätiologie und Pathogenese einer Parodontitis mit ein und nimmt damit erheblichen Einfluss auf den Therapieerfolg. (Hahner & Gaßmann, 2017)

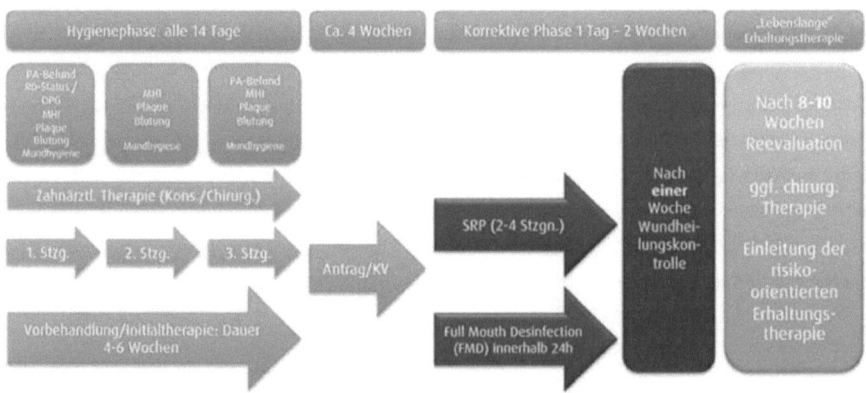

Abb. 3: Ablauf der systematischen Parodontitistherapie (Hahner & Gaßmann, 2017)

5.1 Hygienephase

Da die bakterielle Plaque die Hauptursache einer parodontalen Erkrankung darstellt, ist das primäre Ziel der auch Initialtherapie genannten Hygienephase, das Erreichen optimaler oraler Hygieneverhältnisse. Diese Phase ist die Grundvoraussetzung für eine erfolgreiche Parodontitistherapie und kann bereits zu einer eheblichen Reduktion der Taschentiefen beitragen. (Lehmann et al., 2012:147-151)

In einem Zeitraum von 4-6 Wochen, finden mindestens 3 Behandlungssitzungen mit einem Abstand von etwa 14 Tagen statt. Die langen Pausen sind notwendig, damit das Gewebe ausheilen kann. (Hahner & Gaßmann, 2017) Die Anzahl der Kontrolltermine ist nach dem Zustand des Parodonts und der *Compliance* des Patienten zu richten. (Lehmann et al., 2012:151-152)

Zu Beginn der ersten Sitzung wird eine ausführliche Anamnese erhoben. Anschließend werden ein Röntgenstatus, ein intra- sowie extraoraler und ein parodontaler Befund unter Einbezug von

Sondierungstiefen, CAL, Sondierungsblutung, Rezessionen, freiliegenden Furkationen und Lockerungsgraden erstellt. Dabei werden nach dem Prinzip des „Synoptischen Behandlungskonzepts" auch alle relevanten allgemeinmedizinischen pathologischen Befunde miteinbezogen. Die Erhebung weiterer Mundhygiene-Indizes oder zusätzlicher mikrobiologischer, immunologischer und molekularbiologischer Tests kann sinnvoll sein, um eine genetische Disposition oder das Vorkommen bestimmter parodontpathogener Bakterien festzustellen. Nach der Aufklärung des Patienten über die Erkrankung und einer umfassenden Mundhygieneeinstruktion sowie Ernährungsberatung, werden die Zähne professionell gereinigt.

In der zweiten und dritten Sitzung werden, ergänzend zu einer weiteren supra- und subgingivalen Reinigung, mit Hilfe der Mundhygiene-Indizes der Entzündungsgrad des Zahnfleisches und die Plaquemenge bestimmt. Sind die Entzündungszeichen auch jetzt noch nicht deutlich reduziert oder verschwunden, so kann mit großer Sicherheit eine Parodontitis diagnostiziert werden. Abschließend wird ein neuer parodontaler Befund erhoben, damit beurteilt werden kann, ob nach wie vor ein Behandlungsbedarf besteht.

In manchen Fällen ist außerdem eine konservierende bzw. chirurgische Therapie erforderlich. Kariöse Läsionen müssen behandelt und nicht erhaltungswürdige Zähne gezogen werden, da sie Plaqueretentionsstellen bilden. (Hahner & Gaßmann, 2017) Auch andere vermeidbare Risikofaktoren wie z.B. Vorkontakte, müssen vor der Antragstellung auf Kostenerstattung durch die Krankenkasse beseitigt sein. (Lehmann et al., 2012:151-152)

5.2 KORREKTIVE PHASE

Ist der Antrag von der Krankenkasse bewilligt worden, so kann mit der korrektiven Phase begonnen werden. Ihr Ziel ist es, den subgingivalen Biofilm auf ein Minimales zu reduzieren und damit die Funktion, sowie das optische Erscheinungsbild des Zahnhalteapparates wiederherzustellen (Lehmann, et al., 2012:147)

Bei allen Zähnen die eine Sondierungstiefe von mehr als 3,5 Millimetern aufweisen, werden sämtliche harten und weichen Beläge aus dem Sulkus entfernt, um Bakterien wie z.B. Aa und Pg ihren Lebensraumes zu entziehen. Für das subgingivale Biofilmmanagement können verschiedenste Techniken angewendet werden. Zum einen stehen Hand- und Ultraschallinstrumente oder der Laser zur Verfügung. Zum anderen besteht die Möglichkeit, quadrantenweise oder seitenweise zu instrumentieren. Des Weiteren wird zwischen dem/der „Full Mouth Scaling/Therapy" (FMS/FMT) und der „Full Mouth Disinfection" (FMD) unterschieden. Die Vorgehensweise des/der FMS/FMT beinhaltet die Behandlung der betroffenen Zähne in 2 bis 4 Sitzungen mit einem zeitlichen Abstand von bis zu einer Woche. Im Gegensatz dazu soll bei der FMD mit einer vollständigen Instrumentierung innerhalb von 24 Stunden eine Reinfektion der noch nicht behandelten Taschen vermieden werden. Kombiniert wird die FMD mit der Anwendung einer antiseptischen, chlorchexidinhaltigen Mundspüllösung. Die Wahl der Vorgehensweise sollte in Abhängigkeit von der Diagnose, der *Complience* des Patienten und seiner individuellen Risikofaktoren getroffen werden. (Hahner & Gaßmann, 2017)

In besonders schweren Fällen muss außerdem eine Antibiotikatherapie in Betracht gezogen werden. (Lehmann et al., 2012:151-152) Studien haben gezeigt, dass der Einsatz von systemischen Antibiotika das Behandlungsergebnis erheblich verbessern kann, wobei sich die Kombination von *Amoxicillin* und *Metronidazol* als besonders effektiv erwiesen hat. Bei über 95 % der Probanden konnte nach der Gabe der beiden Antibiotika in Ergänzung zu der Parodontitistherapie kein Aa-Bestand mehr festgestellt werden. Zusätzlich konnten deutlich bessere Ergebnisse in Bezug auf die Verringerung der Sondierungstiefen erreicht werden. (Hahner & Gaßmann, 2017; Van Winkelhoff, Tijhof & Graaff, 1992) Da bekannt ist, dass der Biofilm Bakterien vor äußeren Einflüssen schütz und sie damit auch widerstandsfähiger gegen Antibiotika macht (Wolf et al., 2004:24), sollte deren Einnahme im direkten Anschluss an die abgeschlossene Instrumentierung beginnen. Außerdem ist die kürzere FMD der FMT/FMS vorzuziehen.

Die Notwendigkeit eines chirurgischen Eingriffs anstelle der geschlossenen Parodontitistherapie, ist erst ab einer Sondierungstiefe von etwa 5,5 Millimetern in Erwägung zu ziehen (Hahner & Gaßmann, 2017; Heitz-Mayfield & Lang, 2013).

Eine Kontrolle der Wundheilung sollte nach etwa einer Woche stattfinden. (Hahner & Gaßmann, 2017)

5.3 ERHALTUNGSPHASE

Die lebenslange unterstützende Parodontitistherapie (UTP) beginnt 6 bis 10 Wochen nach der korrektiven Phase mit einer erneuten Befundaufnahme und der Erstellung von Indizes zur Beurteilung des Behandlungserfolges. Wird das Ziel nicht erreicht, kann die Therapie mit einer Reinstrumentierung im geschlossenen oder offenen Verfahren, dem Einsatz von Antibiotika oder einer Lasertherapie erweitert werden. (Hahner & Gaßmann, 2017) In manchen Fällen von gravierendem, vor allem vertikalen Knochenverlusten, ist ein Knochenaufbau sinnvoll und erfolgsversprechend.

Ist die Behandlung abgeschlossen und wurde die gewünschte Sondierungstiefe erreicht, finden Nachsorgetermine in einem Intervall von 3 bis 6 Monaten statt. (DGParo, 2014) Die regelmäßigen Kontrollsitzungen dienen in erster Linie der Remotivation des Patienten. Ohne seine Mitarbeit und eine optimale häusliche Mundhygiene, kann der Therapieerfolg langfristig nicht gehalten werden und Rezidiven lassen nicht lange auf sich warten. (Lehmann et al., 2012:152) Zusätzlich werden bei jedem Termin ein neuer Pardontalstatus mit 6 Messstellen pro Zahn erhoben und der gesamte

Mundraum indikationsgerecht gereinigt. Dadurch soll das mikrobielle Gleichgewicht im Mundraum aufrechterhalten und eine erneute Entzündungsreaktion vermieden werden. (Hahner & Gaßmann, 2017)

Für eine langfristig erfolgreiche UTP, muss das Intervall für den *Recall* anhand eines individuellen Risikoprofils des Patienten ständig neu festgelegt werden. (Hahner & Gaßmann, 2017; Farooqi, Wehler, Gibson, Jurasic & Jones, 2015:171-181) Relevante Parameter für das Profil sind der BOP-Index, die Anzahl der verlorenen Zähne und der Stellen mit einer Sondierungstiefe von über 5 Millimetern, der Knochenabbau verglichen mit dem Alter des Patienten, der Nikotinkonsum und das Vorliegen schwerwiegender Erkrankungen. (Hahner & Gaßmann, 2017; Schätzle, Löe, Lang, Bürgin, Anerud & Boysen, 2004:1122-1127)

6. FAZIT

Obwohl sich die Anzahl der 35 bis 44-jährigen Erwachsenen mit einer schweren Parodontalerkrankung halbiert hat, liegt noch immer bei 50 % der Personen aus dieser Altersgruppe eine behandlungsbedürftige Parodontitis vor (Roulet et al., 2012:74). Hierin zeigt sich die enorme epidemiologische Relevanz. (Bundeszahnärztekammer, 2016:6)

Wie diese Arbeit verdeutlicht, wird die hyperinflammatorische Gewebsreaktion einer Parodontitis nie alleine durch Mikroorganismen ausgelöst und hat damit multifaktorielle Ursachen. Zusätzlich bedarf es immer einer, durch bestimmte Risikofaktoren bedingten, besonderen Empfänglichkeit des Wirts für die Erkrankung. (Wolf et al., 2004:40). Daher ist eine interdisziplinäre Zusammenarbeit, im Hinblick auf allgemeinmedizinische Risiken, für den Therapieerfolg unabdingbar. (Genco & Borgnakke, 2013:59-94)

In der Praxis hat sich ein bestimmtes Konzept zur Behandlung von Parodontitis etabliert: die systematische Parodontitistherapie mit 3 Phasen. (Hahner & Gaßmann, 2017). Die Voraussetzung für eine erfolgreiche Behandlung ist die präzise Diagnose. Diese erfordert jedoch genaue Kenntnisse darüber, was parodontale Gesundheit ausmacht und welche Faktoren sie beeinträchtigen können. Bei der Betrachtung muss zwischen der plaqueinduzierten chronischen Parodontitis und der durch spezifische Bakterien ausgelösten aggressiven Parodontitis unterschieden werden. Die chronische Form kann in der Regel anhand der entzündlichen gingivalen Veränderungen erkannt werden. Zur sicheren Diagnose der aggressiven Parodontitis und Feststellung einer genetischen Disposition sind aufgrund der vielfältigen Risikofaktoren weitere Anhaltspunkte wie mikrobielle oder genetische Tests zwingend erforderlich. Auf Grundlage der Art der Ursachen, der lokalen sowie systemischen Risikofaktoren (Hahner & Gaßmann, 2017; Schätzle et al., 2004:1122-1127), des biologischen Wissens und der Diagnose, kann für den Patienten ein individuelles Therapiekonzept mit einer logischen zeitlichen Strukturierung der diagnostischen und therapeutischen Schritte erstellt werden. (Highfield, 2009:12-22)

Zusammenfassend lässt sich sagen, dass zukünftig ein noch größeres Augenmerk auf die Diagnose und Behandlung von Parodontitis im Praxisalltag gerichtet werden sollte. Durch die Herausforderungen, die der demographische Wandel mit sich bringt, werden Fälle von Parodontitis, trotz guter zahnärztlicher Versorgung, vermehrt auftreten. Daher ist die ständige Optimierung des Diagnose- und Behandlungskonzepts, auf Grundlage des aktuellen Wissenstandes zu der Ätipathogenese der Parodontitis, eine der Kernaufgaben der modernen Zahnmedizin.

7. LITERATURVERZEICHNIS

1. Bundeszahnärztekammer (2016). *Fünfte Deutsche Mundgesundheitsstudie (DMS V) – Kurzfassung.* URL: https://www.bzaek.de/fileadmin/PDFs/dms/Zusammenfassung_DMS_V.pdf. [Letzter Zugriff: 28.05.2018]

2. Deutsche Gesellschaft für Parodontologie e. V. (2002). *Die Klassifikation der Parodontalerkrankungen – Eine Systematik mit ihren Möglichkeiten und Grenzen.* Quintessenz. URL: https://www.quintessenz.de/downloads/Leseprobe_15140_DGParo_Klassifikation_Pa rodontalerkrankungen.pdf. [Letzter Zugriff: 28.05.2018]

3. DG Paro (2014). *Parodontitis Therapie.* URL: https://www.dgparo.de/parodontitis/parodontitis_therapie [Letzter Zugriff: 30.05.2018]

4. Farooqi, O. A., Wehler, C. J., Gibson, G., Jurasic, M. M., & Jones, J. A. (2015). Appropriate Recall Interval for Periodontal Maintenance: A Systematic Review. *The Journal of evidence-based dental practice*, 15(4), 171-181. doi: 10.1016/j.jebdp.2015.10.001

5. Feres, M., & Figueiredo, L. C., (1999). Current concepts in the microbial etiology and treatment of chronic periodontitis. *Journal of the International Academy of Periodontology*, 11(4), 234-249.

6. Genco, R. J., & Borgnakke, W. S. (2013). Risk factors for periodontal disease. *Periodontol 2000*, 62(1), 59-94. doi: 10.1111/j.1600-0757.2012.00457.x.

7. Gängler, P., Hoffmann, Th., Willershausen, B., Schwenzer, N., & Ehrenfeld, M. (2010): *Konservierende Zahnheilkunde und Parodontologie.* 3. Auflage, Stuttgart: Thieme:266-283.

8. Hahner, P., & Gaßmann, G. (13.03.2017). *Timing in der systematischen Parodontitistherapie.* Plaque N Care. URL: https://www.pnc-aktuell.de/parodontologie/story/timing-in-der-systematischen-parodontitistherapie__5120.html [Letzter Zugriff: 01.06.2018]

9. Heitz-Mayfield, L. J. A., Lang, N. P. (2013). Surgical and nonsurgical periodontal therapy. Learned and unlearned concepts. *Periodontology 2000*, 62(1), 218-232. doi: 10.1111/prd.12008

10. Hellwege, K.-D. (2003): *Die Praxis parodontaler Infektionskontrolle und Gewebemodulation.* Darmstadt: Druckhaus Darmstadt.

11. Hellwig, E., Klimek, J., & Attin, T. (2009): *Einführung in die Zahnerhaltung.* 5. Auflage, Köln: Deutscher Zahnärzte Verlag.

12. Highfield, J. (2009). Diagnosis and classification of periodontal disease. *Australian Dental Journal*, 54:(1 Suppl), 11-26. doi: 10.1111/j.1834-7819.2009.01140.x.

13. Laurisch, L. (2010): *Individualprophylaxe: Diagnostik und Therapie des individuellen Kariesrisikos.* 3. Auflage, Köln: Deutsche Zahnärzte-Verlag.

14. Leggott P. J., Robertson, P. B., Jacob, R. A., Zambon, J. J., Walsch, M., & Armitage, G. C. (1991). Effects of ascorbic acid depletion and supplementation on periodontal health and subgingival microflora in humans. *Journal of dental research*, 70(12), 1531-1536. doi: 10.1177/00220345910700121101

15. Lehmann, K. M., Hellwig, E., & Wenz, H.-J. (2012): *Zahnärztliche Propädeutik: Einführung in die Zahnheilkunde.* 12. Auflage, Köln: Deutscher Zahnärzte Verlag.

16. Leite F. R. M., Nascimento, G. G., Scheutz, F., & Lopez, R. (2018). Effect of Smoking on Periodontitis: A Systematic Review and Meta-regression. *American Journal of Preventive Medicine*, 54(6), 831-841.

17. Llanos, A. H., Silva, C. G. B., Ichimura, K. T., Rebeis, E. S., Giudicissi, M., Romano, M. M., & Saraiva, L. (2018). Impact of aggressive periodontitis and chronic

periodontitis on oral health-related quality of life. *Brazilian Oral Research*, 32, 1-4. doi: 10.1590/1807-3107bor-2018.vol32.0006.

18. Löe, H., Theilade, E., & Jensen, S. B. (1965). Experimental gingivits in man. *The Journal of Periodontology*, 36, 177-187. doi: 10.1902/jop.1965.36.3.177

19. Mengel, R., & Flores-de-Jacoby, L. (2000): Ätiologie und Pathogenese entzündlicher parodontaler Erkrankungen. In: Mutschelknaus, R. E. (Hrsg.), *Lehrbuch der klinischen Parodontologie* (S. 95-137). Berlin: Quintessenz Verlags-GmbH.

20. Roulet, J.-F., Fath, S., & Zimmer, S. (2012): *Lehrbuch Prophylaxeassistentin*. 4. Auflage, München: Elsevier GmbH, Urban & Fischer Verlag.

21. Schätzle, M., Löe, H., Lang, N. P., Bürgin, W., Anerud, A., & Boysen, H. (2004). The clinical course of chronic periodontitis. *Journal of clinical periodontology*, 31(12), 1122-1127. doi: 10.1111/j.1600-051X.2004.00634.x

22. Schwenzer, N, & Ehrenfeld, M. (2009): *Zahn-Mund-Kiefer-Heilkunde: Zahnärztliche Chirurgie*. 4. Auflage, Stuttgart: Thieme:88.

23. Van Winkelhoff, A. J., Tijhof, C. J., & de Graaff, J. (1992). Microbiological and clinical results of metronidazole plus amoxicillin therapy in Actinobacillus actinomycetemcomitans-associated periodontitis. *Journal of Periodontology*, 63(1), 52-57. doi: 10.1902/jop.1992.63.1.52

24. Wolf, H. F., Rateitschak, E., & Rateitschak, K. (2004): *Parodontologie*. 3. Auflage, Stuttgart New York: Thieme.

8. ABKÜRZUNGSVERZEICHNIS

CAL	Attachmentverlust
DGParo	Deutsche Gesellschaft für Parodontologie
AAP	American Academy of Periodontology
Aa	Aggregatibacter actinomycetemcomitans
Pg	Porphyromonas gingivalis
Tf	Tannerella forsythia
PMN	Polymorphkernige neutrophile Granulozyten
LPS	Lipopolysaccharid
UTP	Unterstützende Parodontitistherapie
FMS/FMT	Full Mouth Scaling/Therapie
FMD	Full Mouth Disinfection

9. ABBILDUNGSVERZEICHNIS

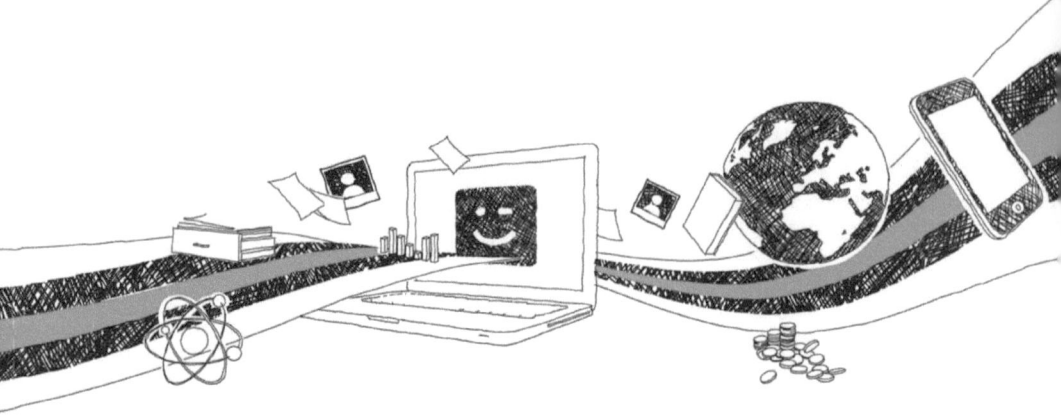
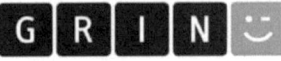